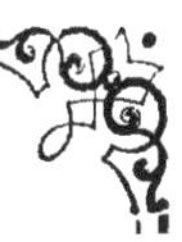

ÉCOLE SUPÉRIEURE DE PHARMACIE DE PARIS

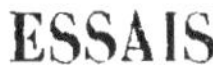

ESSAIS SUR LE VOLUME MOLECULAIRE DES LIQUIDES ORGANIQUES

THÈSE

PRÉSENTÉE ET SOUTENUE A L'ÉCOLE SUPÉRIEURE DE PHARMACIE DE PARIS

Le 28 janvier 1875

pour obtenir le titre de pharmacien de première classe

PAR

A. GUITTEAU

Né à Gençay (Vienne)

Licencié ès sciences, Officier d'Académie,
Préparateur de Chimie à la Faculté des Sciences de Poitiers,
Conservateur des Musées de Poitiers,
Membre de la Société d'Agriculture de la Vienne
et du Conseil d'Hygiène et de Salubrité de Poitiers, etc.

PARIS

CUSSET ET Ce, IMPRIMEURS DE L'ÉCOLE DE PHARMACIE

RUE RACINE, 26

1875

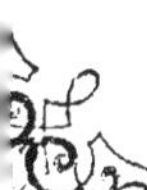

ÉCOLE SUPÉRIEURE DE PHARMACIE DE PARIS

ESSAIS SUR LE VOLUME MOLÉCULAIRE DES LIQUIDES ORGANIQUES

THÈSE

PRÉSENTÉE ET SOUTENUE A L'ÉCOLE SUPÉRIEURE DE PHARMACIE DE PARIS

Le 28 janvier 1873

pour obtenir le titre de pharmacien de première classe

PAR

A. GUITTEAU

Né à Gençay (Vienne)

Licencié ès sciences, Officier d'Académie,
Préparateur de Chimie à la Faculté des Sciences de Poitiers,
Conservateur des Musées de Poitiers,
Membre de la Société d'Agriculture de la Vienne
et du Conseil d'Hygiène et de Salubrité de Poitiers, etc.

PARIS

CUSSET ET Ce, IMPRIMEURS DE L'ÉCOLE DE PHARMACIE
RUE RACINE, 26

1873

ÉCOLE SUPÉRIEURE DE PHARMACIE.

ADMINISTRATEURS.

MM. Bussy, Directeur.
Buignet, Professeur titulaire.
Milne-Edwards, Professeur titulaire.

PROFESSEUR HONORAIRE.

M. Caventou.

PROFESSEURS :

MM. Bussy.	Chimie inorganique
Berthelot.	Chimie organique.
Baudrimont.	Pharmacie.
Chevallier.	Pharmacie.
Chatin.	Botanique.
A. Milne-Edwards. .	Zoologie.
Bouis.	Toxicologie.
Buignet.	Physique.
Planchon.	Histoire naturelle des médicaments.

PROFESSEURS DÉLÉGUÉS DE LA FACULTÉ DE MÉDECINE.

MM. Regnauld.
Bouchardat.

AGRÉGÉS.

MM. L. Soubeiran.
Riche.
Bourgoin.

MM. Jungfleisch.
Le Roux.
Marchand.

Nota. *L'École ne prend sous sa responsabilité aucune des opinions émises par les candidats.*

A LA MÉMOIRE DE J. TROUESSART,

Ancien professeur de Physique à la Faculté des Sciences de Poitiers,
décédé le 8 février 1870.

A M. CHATIN,

Membre de l'Académie de Médecine, professeur de Botanique à l'École supérieure
de Pharmacie de Paris.

Sentiments de profonde reconnaissance.

A M. BUSSY,

Membre de l'Institut, directeur de l'École supérieure de Pharmacie de Paris.

Hommages respectueux.

A M. BERTHELOT,

Professeur au Collège de France, professeur de Chimie organique
à l'École supérieure de Pharmacie de Paris.

Hommage respectueux et souvenir d'un de ses anciens Élèves
(année 1861).

A M. LALLEMAND,

Professeur de Physique à la Faculté des Sciences de Poitiers.

A M. ISAMBERT,

Professeur de Chimie à la Faculté des Sciences de Poitiers.

A M. CONTEJEAN,

Professeur d'Histoire naturelle à la Faculté des Sciences de Poitiers.

Hommages respectueux.

A MES PARENTS, A MES AMIS.

PRÉPARATIONS

I. Magnésie calcinée.

II. Phosphate de soude.

III. Sous-nitrate de bismuth.

IV. Oxyde rouge de mercure.

V. Éther acétique.

I. Sirop de quinquina au vin.

II. Tablettes de magnésie.

III. Teinture éthérée de digitale.

IV. Extrait de ratanhia.

V. Électuaire lénitif.

INTRODUCTION.

Avant d'entamer l'étude des rapports qui existent entre les poids atomiques des corps et leurs poids spécifiques, il faut non-seulement définir les termes qu'on se propose d'employer, mais il est encore absolument nécessaire de préciser l'hypothèse générale que l'on admet sur la constitution moléculaire des corps.

Malgré l'extrême divisibilité de la matière, on n'admet plus guère aujourd'hui qu'elle soit indéfiniment divisible, ainsi que le pensaient Aristote et Descartes. On partage plus généralement l'opinion de Leucippe, à laquelle la découverte des lois des proportions définies et multiples est venue donner un appui des plus puissants. La matière est un assemblage de vide et de plein, une association constante d'infiniment petits pénétrables à côté d'infiniment petits impénétrables; et la seule manière pour nous comme pour Leucippe de concilier le vide et le plein, c'est de concevoir les corps comme composés d'atomes entre lesquels il y a des intervalles (1).

On considère parfois ces atomes comme simples, lorsqu'ils appartiennent aux corps qu'on n'a pas pu décomposer. Dans cette hypo-

(1) Trouessart, *Essai historique sur la théorie des corps simples ou élémentaires*, p. 4. (Brest, 1854.)

thèse, autant il y a de corps simples, autant il y a d'atomes différents ayant chacun un poids particulier et possédant en quelque sorte une individualité propre qu'ils conservent et transportent inaltérable au milieu des transformations sans nombre qu'on peut faire subir à la matière. Quelle que soit la combinaison chimique où on les introduise, il suffit de les appeler, pour ainsi dire : ils en sortent et nous apparaissent aussitôt avec les propriétés que nous leur connaissions avant qu'ils y fussent entrés. On ignore pour toujours sans doute le poids absolu de ces atomes, mais on sait comment la chimie est parvenue à établir leurs poids relatifs en prenant celui de l'hydrogène pour unité.

Il ne faut cependant pas perdre de vue qu'admettre, sans réserve, une pareille hypothèse, ce serait déclarer d'une façon absolue que les corps indécomposés sont en même temps indécomposables ; ce serait renoncer également à l'explication de ce fait, pourtant si remarquable, que tous les corps tombent dans le vide avec la même vitesse : car il n'est pas naturel de penser que la pesanteur agisse de la même manière sur des atomes essentiellement différents quant à leur poids et leur volume.

Aussi, tout en conservant le nom d'atomes simples aux particules infiniment petites des corps indécomposés, nous acceptons l'hypothèse qu'ils peuvent être eux-mêmes formés par la concentration d'atomes plus simples encore, que Newton appelait *particules primigènes* et qui peuvent être, ainsi que les envisageait Leucippe, sans qualités sensibles sauf la figure et la solidité, tous égaux en poids et en volume (1).

Cette hypothèse, un peu vague d'abord en raison du petit nombre de faits souvent mal étudiés et sur lesquels on essayait de l'appuyer à l'époque où elle était émise par Leucippe ; cette hypothèse, dis-je, a pris un tout autre caractère le jour où Prout est venu dire pour la première fois que les poids atomiques de tous les corps devaient être des multiples de celui de l'hydrogène. Idée féconde, sans doute,

(1) Trouessart, *loc. cit.*

puisqu'elle implique celle d'une matière unique, primordiale, formant par une sorte de condensation successive, sous l'influence des forces physiques, l'ensemble des corps de la nature (1). Ne sommes-nous pas en effet autorisés à penser qu'il pourrait bien en être ainsi depuis que M. Dumas nous a montré, non par d'ingénieuses conceptions, mais par l'étude approfondie des faits, que, si les poids atomiques des corps ne sont pas des multiples du poids atomique de l'hydrogène (H = 1), ils le sont au moins d'un sous-multiple de ce poids (0,50 ou 0,25) (2).

Bien que cette loi de Prout, ainsi modifiée par M. Dumas, ne soit considérée par certains chimistes, et en particulier par M. Stas (3), que comme une loi-limite, analogue à celle de Mariotte, nous allons essayer de montrer comment elle peut servir à se diriger dans l'étude du volume moléculaire des corps, malgré l'obscurité où la nature nous plonge encore à ce sujet.

Si l'on admet l'hypothèse des *particules primigènes* de Newton, égales en poids et en volume, par conséquent aussi en densité, on est par là même obligé de subir les conséquences qu'elle entraîne avec elle. On pourrait sans doute en formuler un grand nombre ; je me bornerai à signaler celles qui ont un rapport direct avec mon sujet.

1° Les atomes des corps simples, ou par abréviation les *atomes simples*, étant formés par la concentration d'un plus ou moins grand nombre de *particules primigènes*, les poids atomiques des corps simples sont proportionnels au nombre de particules primigènes qu'ils renferment.

(1) Suivant Newton (Trouessart, *loc. cit.*, p. 115), les plus petites particules de matière peuvent être unies par les plus fortes attractions et composer des particules plus grosses dont la force attractive sera moins considérable : plusieurs de ces dernières peuvent s'unir à leur tour et composer des particules plus grosses dont la force attractive soit encore moins considérable, et ainsi de suite en continuant la série jusqu'à ce que la progression finisse par les plus grosses particules d'où dépendent les phénomènes chimiques et les couleurs des corps naturels. Jointes ensemble, ces dernières composent enfin les corps qui, par leur grandeur, tombent sous les sens.

(2) *Ann. de ch. et de ph.*, 3e série, t. LV, p. 198.

(3) *Ann. de ch. et ph.*, 4e série, t. IX. p. 215.

2° Les molécules d'un corps composé étant elles-mêmes formées par la concentration d'un certain nombre d'atomes simples, le poids atomique d'un corps quelconque est aussi toujours proportionnel au nombre de particules primigènes qu'il renferme : c'est la loi de Prout.

3° Poids égaux de différents corps, quelles que soient leur nature et leur composition chimique, renferment toujours le même nombre de particules primigènes.

4° On peut envisager un corps comme affectant simultanément trois volumes différents que nous désignerons sous les noms de *volume absolu*, *volume moléculaire*, *volume spécifique*.

Le *volume absolu* d'un corps est toujours égal à la somme des volumes des particules primigènes, solides, incompressibles, inextensibles, qu'il renferme. Ce volume est par suite toujours proportionnel au poids atomique du corps. Soit P le poids atomique d'un corps, x la densité de la molécule primigène, $\frac{P}{x}$ représentera invariablement le volume absolu de ce corps.

La densité x de la molécule primigène est sans doute une inconnue à laquelle il est impossible d'assigner une valeur précise même approchée dans l'état actuel de la science. Nous lui connaissons cependant une valeur minimum. En effet, dans l'hypothèse des particules primigènes, le corps le plus dense serait celui dans lequel toutes les particules se toucheraient. Le corps le plus dense que nous connaissions, c'est le platine, dont le poids spécifique peut atteindre le chiffre énorme de 23,5 (1). Or, si dans le platine les particules primigènes ne se touchent pas, ce qui est plus que probable, leur densité propre est donc certainement supérieure à 23,5, densité du platine.

L'atome d'un corps simple ou la molécule d'un corps composé sont formés par la concentration d'un certain nombre de particules primigènes. Mais il est évident que ces particules ne se touchent pas dans l'atome simple ou dans la molécule complexe, puisque les den-

(1) Cloud. *Ann. de ch. et ph.*, 3e série, t. IV, p. 463.

sités des corps sont en général toutes inférieures à 23,5. Lors même qu'on supposerait épuisés sur ces corps tous les efforts possibles de compressibilité, l'espace occupé par un groupe de particules primigènes est toujours plus grand que le volume absolu de ces particules. Nous désignons l'espace ainsi occupé par un groupe de particules prigènes constituant les atomes simples ou des molécules composées par le nom de *volume moléculaire*, sur lequel nous n'avons sciemment aucun moyen d'action pour l'accroître ou pour le diminuer.

Il est facile de comprendre maintenant ce que nous entendons par *volume spécifique.* De même que les atomes simples sont formés des groupes de particules primigènes, les molécules composées par des groupes d'atomes simples, un corps quelconque est formé par un groupement d'atomes ou de molécules pouvant laisser entre eux des espaces vides, où ils sont logés comme dans des alvéoles dont l'ensemble constitue le volume spécifique. Il nous est toujours facile de trouver le volume spécifique : c'est le quotient du poids atomique ou de l'équivalent par la densité observée du corps. Mais les vides intermoléculaires qui, ajoutés au volume moléculaire du corps, donnent le volume spécifique de ce corps, comparés aux espaces que laissent entre elles les particules primigènes, présentent à l'exclusion de ces derniers un caractère particulier et important à considérer : c'est que nous pouvons toujours par la chaleur ou la compression les augmenter ou les diminuer.

Il résulte de ce qui précède que le volume absolu des corps restera sans doute toujours inconnu. Mais que nous importe, puisque nous savons qu'il est proportionnel au poids atomique? En est-il de même du volume moléculaire? C'est ce que nous allons examiner en faisant abstraction des fluides élastiques qui, en raison de leur expansibilité soumise à des lois connues, ne sauraient entrer dans l'étude que nous entreprenons ; étude uniquement consacrée aux variations du volume spécifique et du volume moléculaire dans les corps liquides et solides.

Le volume moléculaire est compris entre deux limites infranchissables : le volume absolu comme valeur minimum, le volume spécifique comme limite supérieure. Nous avons vu que le volume moléculaire s'écarte en général beaucoup du volume absolu ; il semble se rapprocher au contraire du volume spécifique. En effet, les corps ne sauraient se contracter sans limite sous l'influence du refroidissement et de la pression ; il paraît nécessaire que leur volume tende vers une limite fixe et déterminée. Cette limite n'est autre chose pour nous que le volume moléculaire. Par conséquent, en étudiant les volumes spécifiques, les propriétés que l'on découvrira devront se rapprocher d'autant plus des propriétés appartenant aux volumes moléculaires que l'on observera les corps à un état de plus en plus grande contraction.

Telles sont les idées générales avec lesquelles nous avons abordé l'étude du volume spécifique des corps. Mais nous ne ferons connaître ici que les résultats que nous avons obtenus sur les liquides organiques, et notre travail se divisera en deux parties :

1° Analyse rapide des principaux travaux entrepris jusqu'à ce jour sur les volumes spécifiques des liquides organiques ;

2° Exposé de nos recherches sur le même sujet.

C'est-à-dire que M. H. Kopp ayant établi en principe que dans les liquides organiques $C^x H^y O^z$:

1° Le volume spécifique de l'oxygène était différent de celui du charbon et de l'hydrogène ;

2° Que l'oxygène occupait en outre deux volumes différents suivant qu'il appartenait à un radical ou à la molécule typique H^2O^2 ;

Nous essayerons de démontrer au contraire que dans ces mêmes liquides : 1° les volumes de l'oxygène, de l'hydrogène et du charbon sont représentés par le même nombre ; 2° que le volume de l'oxygène reste constant, qu'il appartienne à la molécule typique H^2O^2 ou à un radical ; 3° nous signalerons enfin les principales conséquences qui en résultent au point de vue de la constitution moléculaire des corps organiques.

I

VOLUME SPÉCIFIQUE DES LIQUIDES

Le volume spécifique des liquides, et principalement des liquides organiques, a fait l'objet des recherches des savants les plus distingués de notre époque. Il me suffira de citer les noms de MM. Berthelot, H. Kopp et Schrœder, dont je vais rapidement esquisser les travaux, pour montrer combien cette étude est digne d'intérêt.

Le volume spécifique d'un corps est, comme nous l'avons dit, le quotient de son équivalent chimique par sa densité. Mais tandis que les équivalents sont des nombres invariables, les densités, au contraire, varient avec l'état physique des corps et avec la température. Dans ses recherches sur le volume spécifique des liquides, M. H. Kopp (1) admet implicitement entre les tensions de vapeur des corps et leurs coefficients de dilatation l'existence de certaines relations plus ou moins probables (2), et il a essayé de se soustraire à l'influence de la température en comparant les volumes des liquides à leur point d'ébullition, ou plus généralement, en vertu de la loi de Dalton, à des températures également éloignées de ce point.

En opérant de la sorte, M. Kopp trouve d'abord que les liquides isomères ont souvent le même volume spécifique. Par exemple, le vol. sp. de l'acide acétique et du formiate de méthyle ($C^4H^4O^4$) est 63,5 ; celui du valérate d'éthyle et de l'acétate d'amyle ($C^{14}H^{14}O^4$) est représenté par le nombre 173,5 environ, et ainsi de suite pour beaucoup d'autres.

D'un autre côté, la comparaison des liquides, dont l'un contient de l'oxygène à la place d'une quantité équivalente d'hydrogène dans

(1) *Ann. de ch. et de ph.*, 3e série, t. LI, p. 460.

(2) M. Pierre, *Ann. de ch. et de ph.*, 3e série, t. XLVIII, p. 339.

l'autre, montre que dans cette substitution, le volume spécifique se modifie à peine; elle a cependant pour effet une légère dilatation.

Vol. sp.	de l'alcool éthylique.	$C^4H^6O^2 = 61,8$
—	de l'acide acétique.	$C^4H^4O^4 = 63,5$
—	du formiate de méthyle.	$C^4H^4O^4 = 63,4$
—	de l'alcool benzylique.	$C^{14}H^8O^2 = 125,7$
—	de l'acide benzoïque.	$C^{14}H^6O^4 = 126,9$

Ces régularités, suivant l'expression de M. Kopp, se montrent dans un grand nombre de cas et pour des substances souvent très-différentes. Cependant il ne faudrait pas croire que la constitution des composés n'influe en rien sur leurs volumes spécifiques. Ce ne serait, d'après M. Kopp, que pour les corps appartenant au même type chimique que ces régularités auraient lieu. Les observations qui vont suivre résulteront donc uniquement de la comparaison de substances appartenant au même type chimique.

Ceci posé, M. Kopp cherche à déterminer le volume spécifique du charbon, de l'hydrogène et de l'oxygène dans les liquides organiques $C^xH^yO^z$, et il observe que pour les liquides des séries homologues, ne différant entre eux que par une ou plusieurs fois C^2H^2, pour chaque accroissement de C^2H^2 dans l'équivalent, le volume s'accroît en moyenne de 22. D'un autre côté, en comparant de la même manière tous les composés liquides organiques pris deux à deux, et dont l'un renferme nC^2 de plus et nH^2 de moins que l'autre, il trouve que ces combinaisons occupent le même volume. Il résulte de là que C^2 peut remplacer H^2 sans donner lieu à un changement de volume spécifique. D'où M. Kopp conclut que C^2 occupe dans les composés le même volume que H^2, et comme le volume spécifique de C^2H^2 est égal à 22, il en résulte que celui de C et de H sont tous les deux égaux à 5,5. Tel est le nombre représentant le volume spécifique du carbone et de l'hydrogène dans les différentes combinaisons chimiques.

La détermination du volume spécifique de l'oxygène a présenté plus de difficulté. M. Kopp la déduit en retranchant des volumes de l'acétone et de l'aldéhyde ceux de leurs carbures $C^{2n}H^{2n}$ calculés d'après les données précédentes.

Vol. sp. de	$C^6H^6O^2$	— 77,3	à	77,6
—	C^6H^6	— 66		66
—	O^2	— 11,3	à	11,6
Vol. sp. de	$C^4H^4O^2$	— 56	à	56,9
—	C^4H^4	— 44		44
	O^2	— 12	à	12,9

M. Kopp choisit alors pour le volume spécifique de l'oxygène 6,1. Mais, selon lui, ce nombre ne représente réellement le volume de l'oxygène que lorsque celui-ci fait partie d'un radical négatif comme l'acétyle, le benzoïle, etc. Si l'oxygène appartient au contraire à la molécule typique $\left.\begin{matrix}H\\H\end{matrix}\right\}O^2$, son volume spécifique est de 3,9; et il a été déduit par l'auteur du volume de la molécule typique $\left.\begin{matrix}H\\H\end{matrix}\right\}O^2$ elle-même. En effet, le vol. sp. de H^2O^2 à 100° = 18,8; si on retranche le volume de $H^2 = 11$, il reste 7,8 pour O^2 ou 3,9 pour le vol. sp. de O.

Il résulte de tout cela qu'un composé liquide organique $C^xH^yO^z$ aura pour vol. sp. V,

$$V = 5,5\,x + 5,5\,y + 6,1\,z.$$

pourvu toutefois que son oxygène appartienne en entier à un radical négatif. Si parmi l'oxygène du composé un ou plusieurs équivalents faisaient partie de la molécule typique $\left.\begin{matrix}H\\H\end{matrix}\right\}O^2$, il faudrait se servir de la formule suivante, dans laquelle φ représente le coefficient de l'oxygène typique :

$$V = 5,5\,x + 5,5\,y + 6,1\,z + 3,9\,\varphi.$$

A l'aide de ces deux formules, M. Kopp a pu calculer les volumes spécifiques d'un grand nombre de composés organiques, les comparer avec ceux déduits de l'observation directe, et montrer ainsi que dans la majeure partie des cas, il y a concordance parfaite. La différence entre les nombres calculés et observés s'élève tout au plus à 4 p. 100 de leur volume total.

M. Kopp ne s'est pas contenté de déterminer les volumes spécifiques des trois éléments principaux des substances organiques, il nous a fait aussi connaître ceux des corps qu'on y rencontre moins fréquemment ou qu'on y introduit artificiellement, tels que le soufre, l'azote, le chlore, le brome et l'iode.

Le soufre, comme l'oxygène, peut occuper dans ses composés deux positions différentes. S'il tient la place de l'oxygène typique, comme dans le mercaptan $\left.\begin{matrix} C^4H^5 \\ H \end{matrix}\right\} S^2$, son volume spécifique est représenté par 11,3, tandis que le volume du soufre paraît être plus grand (14,3 ou 14,4) quand cet élément remplace l'oxygène dans un radical.

Le volume spécifique de l'azote peut affecter trois valeurs : 1° 2,3 quand il appartient à la molécule typique $\left.\begin{matrix} H \\ H \\ H \end{matrix}\right\} Az$; 2° 2,8 dans le cyanogène; 3° 3,3 dans la molécule hypoazotique.

Le volume spécifique du chlore serait représenté par 22,2, celui du brôme par 27,8, celui de l'iode par 37,5.

Enfin M. Kopp fait remarquer que plusieurs composés chlorés et iodés liquides de l'arsenic et du phosphore possèdent le même volume spécifique; d'où il conclut que le phosphore et l'arsenic possèdent dans leurs combinaisons le même volume spécifique.

D'après M. Berthelot (1), quand deux ou plusieurs corps se combinent, la somme des volumes qu'ils occupent d'abord recevra une contraction ou une dilatation d'autant plus faible qu'il s'agira d'affinités moins actives et exercées entre corps analogues entre eux. C'est précisément le cas des combinaisons organiques conjuguées. Ainsi le volume de ces corps tendra à être égal à la somme des volumes des corps générateurs diminuée des volumes des corps éliminés. Cette loi se résume par la formule suivante :

$$V = (v + v' - v'' \pm \alpha.)$$

(1) *Ann. de ch. et de ph.*, 3ᵉ série, t. XLVIII, p. 339.

dans laquelle V représente les volumes engendrés; v + v′ les volumes générateurs; v″ les volumes éliminés; et enfin α une quantité toujours faible et négligeable. Parmi les nombreux exemples donnés par M. Berthelot en confirmation de la loi énoncée, je n'en citerai qu'un seul et qui suffira pour faire comprendre sa méthode.

Le volume spécifique de l'éther acétique :
$C^8H^8O^4 = C^4H^4O^4 + C^4H^6O^2 - 2HO$
est représenté par le nombre. . . 107.4 = V 107.4

Or le vol. sp. de l'alcool est.	62.2 = v	
Celui de l'acide acétique.	63.5 = v′	
	125.7	
Celui de l'eau H^2O^2 est.	18.8 = v″	
	106.9 = V ± α . .	106.9

Du reste, cette vérification entraîne l'application de la formule à tous les éthers, d'après les relations établies par M. Kopp entre ces corps. M. Berthelot continue cette vérification sur des réactions donnant naissance aux anhydrides, aux éthers composés, aux éthers triatomiques de la glycérine, etc. Dans un certain nombre d'exemples, il a comparé les volumes spécifiques rapportés à la température de leur ébullition; dans d'autres, il a effectué cette comparaison à l'aide des densités prises à la température ordinaire, ce qui lui paraît moins exact.

M. Wurtz (1) fait observer que la loi établie par M. Berthelot se montre dans ce cas comme un corollaire des propositions plus générales indiquées par M. Kopp. En effet, dit M. Wurtz, dans les réactions organiques où l'eau est éliminée, il arrive presque toujours qu'elle est formée aux dépens de l'oxygène typique qui, conformément aux idées de M. Kopp, doit occuper dans le composé le même volume que dans l'eau; et puisque d'un autre côté les atomes de carbone et d'hydrogène semblent occuper dans tous les composés organiques liquides un volume invariable, il est clair que la proposition de M. Berthelot doit se vérifier dans tous ces cas. Il n'en serait plus

(1) *Dictionnaire de chimie pure et appliquée*, p. 478.

de même si l'eau se formait aux dépens de l'oxygène contenu dans un radical; l'oxygène occuperait dans l'eau un volume moins considérable que dans la combinaison organique, et la formule dont il s'agit pourrait donner une valeur trop forte pour le volume atomique cherché.

Contrairement à l'opinion émise par M. Wurtz, nous espérons montrer que la loi de M. Berthelot peut être admise dans un cas comme dans l'autre; elle est une conséquence nécessaire de celle que nous nous proposons d'établir nous-même.

Pour terminer cet exposé des travaux sur le volume spécifique des liquides organiques, il nous reste à dire un mot des remarques de M. Schrœder.

Il y a quarante ans environ, Gay-Lussac s'était aperçu que les quantités d'alcool éthylique et de sulfure de carbone qui remplissent le même volume à l'état liquide, aux points d'ébullition, sont aussi celles qui remplissent le même volume à l'état de vapeur. En 1839, M. Persoz a de nonveau appelé l'attention sur ce fait, que M. Schrœder a généralisé en disant *que les volumes spécifiques des combinaisons liquides, pour les points d'ébullition, sont égaux ou dans des rapports simples entre eux*, et cela quelle que soit leur constitution chimique, que leur oxygène appartienne à la molécule typique ou à un radical.

Malgré la profonde atteinte portée par cette observation de M. Schrœder à la théorie de M. Kopp, ce dernier est cependant obligé d'avouer qu'il existe en effet beaucoup de substances très-diverses qui ont le même volume spécifique, sans que l'on puisse expliquer cette concordance par les relations de compositions ou de formules qu'il a indiquées; il en cite même de nombreux exemples (1).

On peut cependant expliquer ces faits, ajoute M. Kopp, en admettant que les volumes de quelques éléments sont les mêmes. Il en est ainsi pour les volumes de l'hydrogène et du charbon, pour ceux du brome ou du cyanogène. Dans quelques cas aussi, le volume spécifique d'un élément est égal au volume spécifique d'un groupe d'autres

(1) *Ann. de phys. et de ch.*, 3e série, *loc. cit.*, p. 484.

éléments. C'est ainsi que le volume d'un groupe de quatre équivalents de carbone ou d'hydrogène (22) est sensiblement égal au volume spécifique du chlore (22,8), etc.

Tels sont les principaux travaux que nous avons pu consulter sur le volume spécifique des liquides. Nous ne saurions dire en terminant combien les recherches de M. Kopp nous ont inspiré d'intérêt, combien nous avons admiré la patience, la sagacité et la science de leur auteur; et nous devons l'avouer, au moment où nous allons exposer nos propres recherches sur le volume spécifique des liquides, nous éprouvons une certaine émotion en songeant que, sans autorité dans la science, nous serons obligé de saper par la base l'édifice si habilement construit par M. Kopp. Il est vrai que les recherches de MM. Berthelot et Schrœder l'avaient déjà singulièrement ébranlé, et que si l'édifice tombe, deux savants derrière lesquels nous ne craignons pas de nous abriter auront à prendre leur part dans la responsabilité de cette chute.

II

VOLUME MOLÉCULAIRE DES LIQUIDES ORGANIQUES.

Dans l'étude que nous avons entreprise sur le volume spécifique des liquides organiques, nous n'avons pas cru devoir suivre, par plusieurs motifs, la méthode de M. Kopp. Nous ne pouvions pas d'abord admettre comme suffisamment démontré ce principe par lequel il établit que les volumes des liquides ne sont comparables qu'aux températures où leurs tensions de vapeur sont égales. Mais, lors même que nous accepterions cette hypothèse, il est facile de voir que M. Kopp ne s'est pas toujours conformé à cette règle. Il admet, en effet, avec Dalton, que les vapeurs des différents liquides ont des forces élastiques égales à des températures également éloignées de leurs points d'ébullition ; or on sait aujourd'hui que cette loi est inadmissible ; il est donc évident que M. Kopp, en comparant indifféremment les liquides à leur ébullition ou à des températures également éloignées de ce point, n'a pas toujours opéré dans les conditions qu'il s'était imposées.

D'un autre côté, persuadé que s'il existe des rapports simples entre les volumes des liquides, ce sont ceux des volumes moléculaires, tels que nous les avons définis, qui transpercent au travers de l'enveloppe que leur constituent en quelque sorte les volumes spécifiques ; persuadé enfin que plus on diminuera les dimensions de cette enveloppe, plus les rapports des volumes moléculaires nous apparaîtront avec netteté, nous avons pensé qu'il était plus conforme à la raison de comparer les liquides entre eux à une température peu élevée et la même pour tous. Nos observations ont donc été faites à 0°. Nous avons choisi 0°, parce que, en général, les densités sont très-précises pour cette température, qualité qu'elles pourraient perdre si nous les calculions pour des températures beaucoup plus basses. Nous ne savons pas, en effet, quelle peut être l'action d'un froid excessivement intense, non-seulement sur le volume spécifique, mais sur le volume moléculaire.

Nous avons inscrit dans le tableau suivant tous les liquides organiques que nous avons pu trouver et pour lesquels la densité avait été déterminée principalement pour la température 0°. En regard de ces liquides et dans une colonne spéciale, nous avons inscrit leurs densités. Elles nous ont servi à calculer, d'après la règle précédemment suivie, les volumes spécifiques.

TABLEAU N° 1.

SUBSTANCES.	FORMULES.	POIDS atomiques.	SOMME des coefficients.	CONSTANTE (a)	VOLUME OBSERVÉ.	DENSITÉ OBSERVÉE.
Eau	H^2O^2	18	4	4,5	18	1 à 4° 1 2.
Benzine	$C^{12}H^6$	78	18	4,7	86	Kopp, 0,899; Mitscherlich, 0,868; Faraday, 0,865 à 0°.
Cymène	$C^{20}H^{14}$	134	34	4,5	155	Kopp, 0,878; Gerhardt, 0,872; Noad, 0,870 à 0°.
Naphtaline	$C^{20}H^8$	128	28	4,6	131	Kopp, 0,977 à 79°,2.
Butyle	$C^{16}H^{18}$	114	34	4,6	159	Kopp, 0,714; Kolbe, 0,708; Wurtz, 0,706 à 0°.
Hydrure d'acétyle	$C^4H^4O^2$	44	10	5,4	54	Liebig, 0,815; Pierre, 0,806; Kopp, 0,801 à 0°.
Hydrure de valéryle	$C^{10}H^{10}O^2$	86	22	4,6	102	Chancel, 0,841; Kopp, 0,822; Personne, 0,820 à 0°.
Hydrure de benzoïle	$C^{14}H^6O^2$	106	22	4,5	99	Kopp, 1,064 à 0°.
Hydrure de cumyle	$C^{20}H^{12}O^2$	148	34	4,4	150	Kopp, 0,983 à 0°.
Acétone	$C^6H^6O^2$	58	14	5,0	71	Kopp, 0,814; Liebig, 0,811 à 0°.
Alcool méthylique	$C^2H^4O^2$	32	8	4,8	39	Pierre, 0,821; Dumas, 0,815; Kopp, 0,814 à 0°.
Alcool éthylique	$C^4H^6O^2$	46	12	4,6	56	Pierre, 0,815; Kopp, 0,811 à 0°.
Alcool amylique	$C^{10}H^{12}O^2$	88	24	4,4	106	Cahours, 0,829; Pierre, 0,827; Kopp, 0,825 à 0°.
Alcool phénylique	$C^{12}H^6O^2$	94	20	4,3	87	Kopp, 1,081; Laurent, 1,077 à 0°.
Alcool benzylique	$C^{14}H^8O^2$	108	24	4,2	101	Kopp, 1,063 à 0°.
Éther éthylique	$C^8H^{10}O^2$	74	20	5	100	Gay-Lussac, 0,740; Kopp, 0,777; Dumas, 0,734 à 0°.
Acide formique	$C^2H^2O^4$	46	8	4,6	37	Liebig, 1,25; Kopp, 1,223 à 0°.
Acide acétique	$C^4H^4O^4$	60	12	4,5	55	Kopp, 1,080; Persoz, 1,079; Delffs, 1,075 à 0°.
Acide propionique	$C^6H^6O^4$	74	16	4,5	75	Kopp, 1,016 à 0°.
Acide butyrique	$C^8H^8O^4$	88	20	4,5	90	Chevreul, 0,991; Kopp, 0,989; Pelouze, 0,978 à 0°.
Acide valérique	$C^{10}H^{10}O^4$	102	24	4,4	107	Kopp, 0,956; Dumas, 0,952; Delffs, 0,949 à 0°.

TABLEAU N° 2.

SUBSTANCES.	FORMULES.	POIDS atomique.	SOMME des coefficients.	CONSTANTE (a)	VOLUME OBSERVÉ.	DENSITÉ OBSERVÉE.
Acide benzoïque. . . .	$C^{14}H^6O^4$	122	24	4,7	115	Kopp, 1,084 à 121°,4.
Acide acétique anhydre.	$C^8H^6O^6$	102	20	4,6	93	Kopp, 1,097; Gerhardt, 1,095 à 0°.
Formiate de méthyle.	$C^4H^4O^4$	60	12	5	60	Kopp, 0,998 à 0°.
Acétate de méthyle. .	$C^6H^6O^4$	74	16	4,8	77	Kopp, 0,956 ; Dumas, 0,945; Kopp, 0,933 à 0°.
Formiate d'éthyle. . .	$C^6H^6O^4$	74	16	4,8	78	Kopp, 0,945 ; Kopp, 0,939; Pierre, 0,936.
Acétate d'éthyle. . . .	$C^8H^8O^4$	88	20	4,8	96	Kopp, 0,910; Delffs, 0,909, Pierre, 0,907 à 0°.
Butyrate d'éthyle. . .	$C^{10}H^{10}O^4$	102	24	4,5	110	Kopp, 0,921 ; Kopp, 0,909 à 0°.
Propioniate d'éthyle. .	$C^{10}H^{10}O^4$	102	24	4,5	110	Kopp, 0,923 à 0°.
Valérate de méthyle. .	$C^{12}H^{12}O^4$	116	28	4,5	128	Kopp, 0,902, Kopp, 0,896 à 0°.
Butyrate d'éthyle. . .	$C^{12}H^{12}O^4$	116	28	4,5	128	Kopp, 0,904; Pierre, 0,902 à 0°.
Acétate de butyle . .	$C^{12}H^{12}O^4$	116	28	4,6	129	Wurtz, 0,900 à 0°.
Formiate d'amyle. . .	$C^{12}H^{12}O^4$	116	28	4,6	129	Delffs, 0,900; Kopp, 0,895 à 0°.
Valérate d'éthyle. . .	$C^{14}H^{14}O^4$	130	32	4,5	147	Delffs, 0,883; Kopp, 0,883; Berthelot, 0,882 à 0°.
Acétate d'amyle. . . .	$C^{14}H^{14}O^4$	130	32	4,5	147	Kopp, 0,884; Kopp, 0,877; Delffs, 0,873 à 0°.
Valérate d'amyle. . .	$C^{20}H^{20}O^4$	172	44	4,4	195	Kopp, 0,879 à 0°.
Benzoate de méthyle.	$C^{16}H^8O^4$	136	28	4,3	122	Dumas et Péligot, 1,116; Kopp, 1,103 à 0°.
Benzoate d'éthyle. . .	$C^{18}H^{10}O^4$	150	32	4,4	141	Kopp, 1,066; Dumas, 1,064; Delffs, 1,062 à 0°.
Benzoate d'amyle. . .	$C^{20}H^{16}O^4$	192	40	4,7	191	Kopp, 1,004 à 0°.
Cinnamate d'éthyle. .	$C^{22}H^{12}O^4$	176	38	4,4	165	Kopp, 1,066 à 0°.
Salicilate acide de méthyle.	$C^{16}H^8O^6$	152	30	4,1	125	Delffs, 1,203; Kopp, 1,197 à 0°.
Carbonate d'éthyle...	$C^{10}H^{10}O^6$	118	26	4,5	118	Kopp, 0,999; Ettling, 0,996 à 0°.
Oxalate de méthyle. .	$C^8H^6O^8$	118	22	4,6	102	Kopp, 1,157 à 50°,
Oxalate d'éthyle. . . .	$C^{12}H^{10}O^8$	146	30	4,4	132	Dumas, 1,102; Kopp, 1,102; Delffs, 1,100 à 0°.
Éthylène dichloré. . .	$C^4H^2Cl^2$	97	16	4,7	78	Regnault, 1,249 à 15°.
Chlorure du carbone.	C^4Cl^4	166	24	4,2	101	Regnault, 1,649; Pierre, 1,649 à 0°.

TABLEAU N° 3.

SUBSTANCES.	FORMULES.	POIDS atomique.	SOMME des coefficients.	CONSTANTE (a)	VOLUME OBSERVÉ.	DENSITÉ OBSERVÉE.
Chlorure d'éthylène. .	$C^4H^4Cl^2$	99	18	4,2	77	Pierre, 1,281; Regnault, 1,275; Liebig, 1,271 à 0°.
Chlorure d'éthylène monochloré.	$C^4H^3Cl^3$	133,5	22	4,2	94	Regnault, 1,446; Pierre, 1,422 à 0°.
Chlorure d'éthylène dichloré.	$C^4H^4Cl^4$	168	26	4	104	Pierre, 1,612; Regnault, 1,602 à 0°.
Chlorure d'éthylène trichloré.	C^4HCl^5	202,5	30	4	122	Pierre, 1,665 à 0°.
Chlorure de butylène.	$C^8H^8Cl^2$	127	26	4,3	112	Kolb, 1,130; Kopp, 1,095 à 0°.
Chlorure de méthyle monochloré.	$C^2H^2Cl^2$	85	14	4,5	63	Regnault, 1,345 à 18°.
Chlorure de carbone.	C^2Cl^4	154	22	4,2	94	Pierre, 1,630; Riche, 1,589 à 0°.
Chlorure d'éthyle. . .	C^4H^5Cl	64,5	14	5	70	Pierre, 0,921; Thenard, 0,881 à 0°.
Chlorure d'éthyle monochloré.	$C^4H^4Cl^2$	99	18	4,3	79	Pierre, 1,241; Regnault, 1,999 à 0°.
Chlorure d'amyle. . .	$C^{10}H^{11}Cl$	106,5	26	4,5	119	Pierre, 0,896; Kopp, 0,886 à 0°.
Chloral.	$C^4HCl^3O^2$	147,5	22	4,4	97	Liebig, 1,525; Kopp, 1,518 à 0°.
Chlorure d'acétyle. . .	$C^4H^3O^2Cl$	78,5	14	4,9	69	Gerhardt, 1,141; Kopp, 1,131 à 0°,7.
Chlorure de benzoïle.	$C^{14}H^5O^2Cl$	140,5	26	4,2	111	Cahours, 1,265; Kopp, 1,232 à 0°.
Ammoniaque.	AzH^3	17	5	4,4	22	Faraday, 0,76 à 10°, 0,731 à 15°.
Aniline	$C^{12}H^7Az$	93	21	4,2	89	Kopp, 1,036; Hoffmann, 1 035 à 0°.
Éthylaniline.	$C^{16}H^{11}Az$	121	29	4,3	126	Hoffmann, 0,954 à 18°.
Diéthylaniline.	$C^{20}H^{15}Az$	149	37	4,2	158	Hoffmann, 0,936 à 18°.
Éthylamine	C^4H^7Az	45	13	4,9	64	Wurtz, 0,696 à 8°.
Amylamine	$C^{10}H^{13}Az$	87	25	4,6	116	Wurtz, 0,750 à 18°.
Caprylamine	$C^{16}H^{19}Az$	129	37	4,4	164	Squire, 0,786 à 15°.

Nous nous sommes ensuite posé les deux questions suivantes :

1° *Existe-t-il des rapports simples entre les équivalents des liquides organiques et leurs volumes spécifiques?*

2° *Existe-t-il des rapports simples entre les volumes spécifiques des liquides organiques entre eux?*

Pour répondre à ces deux questions, nous avons préféré à la méthode des vérifications successives, adoptée par MM. Kopp, Schrœder et Berthelot, celle des constructions graphiques, qui nous semble plus générale et dont M. Dumas s'était déjà servi en 1854 pour des recherches du même ordre. Nous avons construit un système de coordonnées rectilignes oY,oX (Voir la planche ci-contre.)

Ayant porté successivement, sur l'axe des ordonnées, des valeurs y,y',y''... proportionnelles aux volumes spécifiques des liquides inscrits dans notre tableau, nous avons pris sur l'axe des abscisses les valeurs x,x',x''.... représentatives de leur équivalent respectif; joignant alors les points de rencontre de ces diverses coordonnées, nous avons obtenu le tracé n° 1.

A l'inspection de cette ligne si irrégulière, il serait bien difficile de formuler une loi simple exprimant les rapports entre les volumes spécifiques et les poids équivalents des substances organiques. Cependant on peut faire sur ce tracé quelques remarques particulières qui, bien que n'offrant qu'un intérêt secondaire au point de vue spécial où nous sommes placé, sont d'une assez grande importance dans certains cas particuliers. Mais comme M. Dumas a déjà répondu d'une façon générale à cette question, nous ne pouvons pas mieux faire que d'enregistrer ici ses conclusions (1).

« On trouve que les corps isomorphes ont tantôt des longueurs d'ordonnées égales, tantôt la ligne qui réunit les sommets de ces ordonnées est une droiteplus ou moins inclinée sur l'une des abscisses. Alors, quand les corps isomorphes n'ont pas le même volume, leurs volumes s'accroissent presque toujours à mesure que le poids atomique

(1) *Comptes rendus de l'Acad. des sc.*, t. XXXIX, p. 1037.

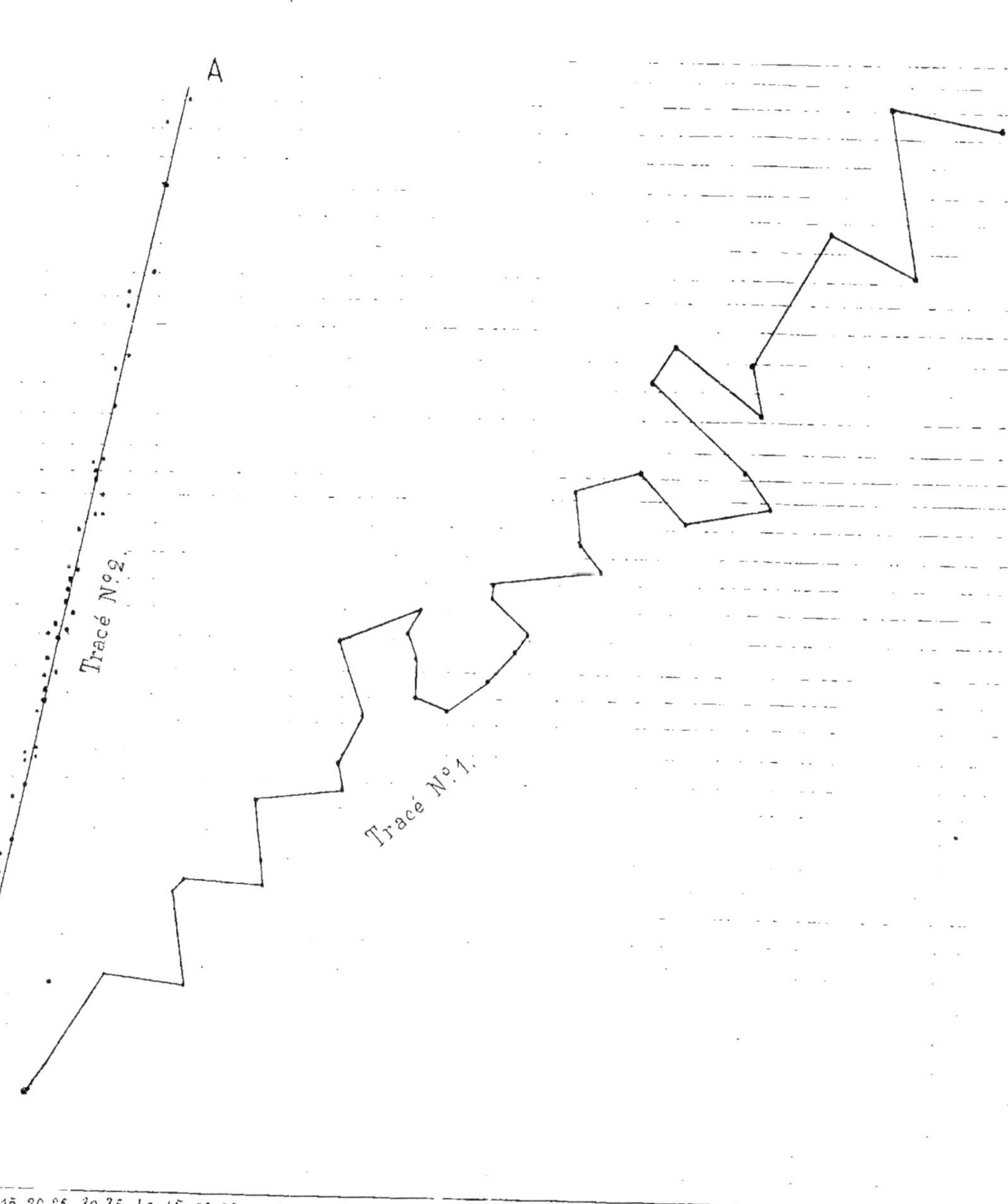
A
Tracé N°.2.
Tracé N°.1.
15 20 25 30 35 40 45 50 55 60 65 70 75 80 85 90 95 100 105 110 115 120 125 130 135 140 145 150 155 160 165 170 175 180 185 190 195

s'élève; dans certains cas l'inverse a lieu cependant ; le volume diminue quand le poids atomique augmente ».

« Lorsqu'on compare entre eux des corps de la même classe, des oxydes, des chlorures, des sels, des composés organiques, on voit que le sommet des ordonnées ne vient rencontrer la même droite qu'autant qu'il s'agit de corps du même type chimique; pour une même formule du moins, toutes les droites passant par ces sommets tendent à rester parallèles entre elles et sont le plus souvent parfaitement parallèles ».

« Ce parallélisme existe même entre les droites qui réunissent d'une part les ordonnées représentant les volumes atomiques des chlorures, bromures et iodures métalliques isomorphes, et celles qui se rapportent aux éthers composés renfermant au même titre le brome, le chlore et l'iode comme éléments.

« Quelquefois on remarque néanmoins, dans la direction générale des droites, des écarts qui s'expliquent par une circonstance particulière qui se rapporte à la solubilité.

« Entre des composés comparables, les composés insolubles paraissent être ceux pour lesquels l'ordonnée du volume est la plus courte. Ce qui revient à dire que la contraction des éléments est plus forte au moment de la formation des composés insolubles, ou bien encore que la quantité de chaleur dégagée est plus grande. »

Indépendamment de ces remarques qui n'ont qu'un rapport plus ou moins direct avec notre sujet, nous en ferons une autre qui regarde spécialement les liquides organiques : c'est que dans notre tracé les liquides isomères sont en général représentés par le même point, c'est-à-dire que ces corps ont sensiblement le même volume atomique.

Cette remarque, déjà faite par M. Kopp, me paraît d'une très-grande importance ; on peut, en effet, la formuler de la manière suivante :

Les corps isomères contiennent le même nombre de particules primigènes dans le même état de condensation. Par conséquent, si les corps isomères ne jouissent pas des mêmes propriétés chimiques et physiques, c'est que, contenant le même nombre de particules primigènes, le même nombre d'atomes simples, dans le même état de condensation générale, la différence peut tenir uniquement au mode différent de groupement moléculaire.

N'est-ce pas, en effet, ce que semblent avoir démontré les recherches de M. Kékulé sur la constitution de ces corps si nombreux qui viennent se grouper autour de la molécule de la benzine.

Mais comme nous l'avons déjà dit, l'inspection du tracé n° 1 ne nous permet pas d'énoncer à l'aide d'une loi générale les rapports existant entre les volumes spécifiques et les équivalents des liquides organiques.

Examinons maintenant notre deuxième question et essayons d'en construire graphiquement la réponse.

Existe-t-il quelques rapports simples entre les volumes spécifiques des liquides organiques comparés entre eux?

Puisque aucune loi simple ne peut exprimer les rapports des volumes liquides avec leurs équivalents, il est naturel de se demander s'il n'en existerait pas entre ces mêmes volumes et le nombre des atomes simples qu'ils renferment. C'est-à-dire que si le volume d'un liquide $C^xH^yO^z$ n'est pas proportionnel à P son équivalent, ne serait-il pas dans un rapport quelconque avec $(x + y + z)$?

Pour élucider cette question, tout en continuant à prendre sur l'axe des ordonnées des longueurs proportionnelles aux volumes des liquides organiques $C^xH^yO^z$, nous avons porté, pour chacun d'eux, sur l'axe des abscisses, des longueurs proportionnelles à la somme de leurs coefficients $(x + y + z)$.

Alors tous les points de rencontre de ces diverses coordonnées sont venus s'aligner de chaque côté de la droite oA passant par l'origine $(y = ax)$. Ce qui signifie *que les volumes spécifiques des liquides organiques* ($C^xH^yO^z$) *croissent en raison directe du nombre des atomes simples qu'ils renferment*, *quel que soit du reste l'équivalent de ces atomes*. En d'autres termes, un liquide organique $C^xH^yO^z$ a le même volume spécifique qu'un liquide $C^yH^xO^z$ ou $C^zH^yO^x$, etc., pourvu que la somme $(x + y + z)$ reste constante. C'est-à-dire enfin que dans les liquides organiques de la forme indiquée, l'atome de charbon, celui de l'hydrogène ou de l'oxygène ont le même volume spécifique.

De ce que $y = ax$, il résulte que la constante (a) représente à 0° le volume de C aussi bien que celui de H et de O. Ce volume, calculé en prenant le rapport des deux coordonnées extrêmes de la droite, est représenté par $\frac{200}{44} = 4,5$ environ.

Que signifie le nombre 4,5? Voulons-nous dire par là que nous ayons trouvé le volume spécifique de C, de H, et de O à 0° et que, pour connaître exactement le volume à 0° d'un liquide organique de la forme $C^xH^yO^z$, il suffise d'appliquer la formule :

$$V = 4,5\ (x + y + z)\ ?$$

Certainement non, bien que dans la majeure partie des cas on obtiendrait, en l'appliquant, des résultats aussi approchés qu'avec celles qu'on a proposées. 4,5 est pour nous un nombre moyen, variant dans certaines limites avec les circonstances physiques des corps, généralement plus grand à des températures plus élevées, plus petit à des températures plus basses. Mais il a du moins cet avantage d'établir l'égalité entre les volumes spécifiques du charbon, de l'hydrogène et de l'oxygène, et d'expliquer les observations de M. Schrœder, reconnues exactes par M. Kopp, et en même temps la loi générale de M. Berthelot.

Pourquoi (j'emprunte ces exemples à M. Kopp lui-même), pourquoi les volumes de

Éther éthylique.	$C^8H^{10}O^2$	$(x + y + z)$	= 20
Alcool butylique.	$C^8H^{10}O^2$	—	= 20
Alcool phénylique.	$C^{12}H^6O^2$	—	= 20
Acide butyrique.	$C^8H^8O^4$	—	= 20
Acétate d'éthyle.	$C^8H^8O^4$	—	= 20
Acide acétique anhydre. . .	$C^8H^6O^6$	—	= 20

sont-ils égaux entre eux et au nombre 108 à 108,9? Parce que tous ces composés contiennent le même nombre d'atomes simples. On pourrait multiplier les exemples.

Mais puisque l'égalité des volumes de C, de O et de H se vérifie dans sa généralité à des températures très-différentes, la loi semble indépendante de l'état de contraction des corps observés, et doit être, à la limite que nous avons indiquée, aussi bien applicable aux volumes moléculaires qu'aux volumes spécifiques.

De plus, comme nous l'avions annoncé, la loi de M. Berthelot en devient la conséquence nécessaire, puisqu'elle exprime que, dans les réactions qui s'effectuent entre corps de la forme $C^xH^yO^z$, de même que les poids atomiques restent invariables, les volumes atomiques des éléments se conservent aussi sans altération au milieu des mutations qu'on peut leur faire subir.

On peut du reste expliquer comment M. Kopp, en raison même de la méthode qu'il a employée, a été fatalement conduit à formuler des régularités qui sont en désaccord avec les observations de M. Schrœder, avec la loi de M. Berthelot et avec celle que nous proposons.

M. Kopp trouve, en effet, que les volumes spécifiques de C, de H et de O, loin d'être égaux entre eux, sont pour

C.	= 5,5
H.	= 5,5
O (radical).	= 6,1
O (typique).	= 3,9

Si nous prenons la moyenne de ces quatre nombres, nous trouvons que le volume moyen des atomes est représenté par 5,25, nombre qui n'est d'ailleurs qu'un point de repère.

Ceci posé, examinons le procédé employé par M. Kopp pour établir les volumes spécifiques de C, de H et de O.

Après avoir reconnu, ce qui est exact, que la substitution de nC^2 à nH^2 n'apporte pas de changement notable dans le volume et que par conséquent : vol. sp. de C = vol. sp. de H, il cherche la différence des volumes qu'occupent deux composés différant entre eux par $n(C^2H^2)$; il divise le résultat par n et obtient ainsi pour C^2H^2 des volumes qui varient de 18,8 à 23,6 ; il prend la moyenne des résultats et trouve 22 environ, dont le quart 5,5 est considéré par lui comme représentant le volume spécifique de C ou de H. Mais il est facile de voir que le nombre moyen 22 est nécessairement un nombre trop grand. Il nous suffira pour cela de reproduire un certain nombre d'exemples de M. Kopp.

	Formule	vol. sp.	bout à
Alcool ordinaire	$C^4H^6O^2$	62	78°
Alcool méthylique	$C^2H^4O^2$	42	59°
Différences	C^2H^2	20	19°
Butyrate de méthyle	$C^{10}H^{10}O^4$	126	93°
Acétate de méthyle	$C^6H^6O^4$	84	55°
Différences	$2(C^2H^2)$	42 = 2 × 21	38°
Butyrate d'éthyle	$C^{12}H^{12}O^4$	149	112°
Formiate d'éthyle	$C^6H^6O^4$	85	55
Différences	$3(C^2H^2)$	64 = 3 × 21,2	57°
Acétate d'amyle	$C^{14}H^{14}O^4$	174	131°
Formiate d'éthyle	$C^6H^6O^4$	85	55°
Différences	$4(C^2H^2)$	89 = 4 × 22,2	76°

Ces exemples montrent que les différences entre les volumes, comparés au point d'ébullition, croissent à mesure que les liquides sur lesquels on effectue cette comparaison ont des points d'ébullition plus éloignés entre eux : résultat qu'on aurait pu prévoir *à priori*. Or l'augmentation de volume subie par un corps dont le point d'ébullition est très-élevé, lorsqu'elle est calculée pour ce point, est le résultat de la dilatation du volume spécifique de la molécule tout entière, et quand M. Kopp affecte cette dilatation au groupe nC^2H^2 seulement, il attribue à ce groupe un volume spécifique toujours plus grand que celui qu'il occupe en réalité dans la molécule complexe $C^xH^yO^z$. La valeur 5,5 qu'il donne au volume de l'hydrogène et du charbon est donc entachée d'une erreur en plus, et voilà sans doute pourquoi elle est supérieure à la moyenne 5,25.

M. Kopp déduit ensuite le volume de l'oxygène en retranchant de l'aldéhyde $C^4H^4O^2$ et de l'acétone $C^6H^6O^2$ les volumes, calculés au moyen du nombre 5,5, de C^4H^4 et de C^6H^6, et il trouve ainsi pour le volume de l'oxygène un nombre encore trop grand : 6,1.

Il paraît étonnant au premier abord que M. Kopp, en retranchant, des volumes de l'aldéhyde et de l'acétone, des volumes calculés déjà trop grands, il trouve pour l'oxygène un volume aussi trop grand. Mais il nous a été facile de reconnaître la cause de son erreur. L'acétone et l'aldéhyde sont, en effet, avec l'éther ordinaire et le formiate de méthyle, les quatre corps dont les volumes répondent le moins à la loi que nous avons énoncée : leurs volumes observés sont toujours plus grands que leurs volumes calculés et les rapports des coordonnées de ces corps, au lieu d'être 4,5, sont pour :

Aldéhyde. 5,4
Acétone. 5

C'est donc les volumes exceptionnellement grands de l'aldéhyde et de l'acétone qui ont induit M. Kopp en erreur, et il ne tarda pas lui-même à s'en apercevoir, car les nombres qu'il avait trouvés, étant tous trop grands, ne pouvaient pas lui servir à calculer en général les volumes des liquides $C^xH^yO^z$.

C'est alors que, au lieu de chercher si dans les propriétés physiques des deux seuls corps sur lesquels il ait opéré, il n'y avait pas quelque chose (1) qui expliquât leur volume exceptionnel, il remarqua que l'aldéhyde et l'acétone appartenaient au type HH, et il pensa que dans les corps de ce type l'oxygène pouvait avoir un volume différent de celui qu'il occupe dans le corps du type $\left.\begin{matrix}H\\H\end{matrix}\right\}O^2$; ce volume devant être nécessairement plus petit dans ce dernier cas que dans le premier.

(1) Sans prétendre expliquer l'anomalie que présentent l'acétone et l'aldéhyde dans les dimensions de leurs volumes spécifiques, nous ferons remarquer que ce sont en même temps des corps qui, comme l'éther, ont des points d'ébullition très-peu élevés comparativement à leurs équivalents.

Rien n'était plus simple que de s'adresser à la molécule typique elle-même, pour y chercher le volume de l'oxygène typique. M. Kopp se fait ce raisonnement : H^2O^2 à 100° a pour volume spécifique 18,8 ; en retranchant de ce nombre deux fois 5,5, volume de H^2, nous obtiendrons 7,8, volume de O^2 ; donc le volume de l'oxygène dans la molécule typique est 3,9.

Mais nous avons établi que M. Kopp, en retranchant de 18,8, volume de l'eau à 100°, 11, volume calculé de l'hydrogène, a en réalité retranché un nombre trop grand ; il a donc obtenu pour l'oxygène un nombre trop petit et inférieur au nombre moyen 5,25.

Or, si nous observons que les corps sur lesquels M. Kopp a vérifié sa formule sont en général des éthers composés, contenant 2O au radical et 2O typique, et que ce sont ceux pour lesquels il a obtenu la plus grande approximation, on voit que son calcul revient à assigner en général à l'oxygène le volume moyen entre 6,1 et 3,9, c'est-à-dire 5, plus petit que le volume du charbon et de l'hydrogène, 5,5, plus petit aussi que le volume moyen 5,25, ce qui compense assez bien dans la majeure partie des cas la plus-value attribuée au volume de l'hydrogène et du charbon.

Nous croyons donc que c'est dans ce système de compensations successives que pourrait bien résider le secret des régularités de M. Kopp sur les composés $C^xH^yO^z$.

Nous avons essayé de mener aussi les coordonnées des corps organiques ($C^xH^yO^zAz^w$), mais leurs points de rencontre sont toujours situés au-dessus de la ligne oA ; pour les ramener sur cette ligne, il faut doubler le coefficient de l'azote. Ce qui signifie que le volume spécifique de l'azote se montre constamment plus grand que celui des trois autres éléments, et qu'il est probablement double.

Il en est de même pour les composés chlorés, dans lesquels le volume spécifique du chlore paraît être quatre ou cinq fois plus grand que celui de O, de H ou de C.

Quant au soufre, au brome et à l'iode, les exemples dont nous avons pu disposer n'étaient pas assez nombreux pour qu'il nous fût permis d'induire quoi que ce soit à leur égard.

Il résulte donc de tout ce qui précède un certain nombre de règles que nous croyons appartenir aussi bien au volume moléculaire qu'au volume spécifique des liquides organiques :

D'abord, contrairement aux opinions émises par M. Kopp, que le volume moléculaire de l'oxygène est toujours le même et égal à celui de l'hydrogène et du charbon;

Que les éléments généraux des substances organiques passent, comme l'a déjà fait observer M. Berthelot, d'une combinaison dans une autre, sans que leurs volumes moléculaires subissent de modificatio ;

Que l'oxygène, l'hydrogène, le charbon, l'azote, le chlore, dont les équivalents sont respectivement 8 ; 1 ; 6 ; 14 ; 35.5, considérés dans les liquides organiques, diffèrent entre eux, autant par le nombre de *particules primigènes* qu'ils renferment que par l'état de condensation de ces particules.

En prenant pour unités : le poids, le volume et l'état de condensation de l'hydrogène, nous avons :

Hydrogène. . . .	poids =	1	volume moléculaire =	1	Condensation =	1
Charbon.	—	6	—	1	—	6
Azote.	—	14	—	2	—	7
Oxygène.	—	8	—	1	—	8
Chlore.	—	35,5		(de 4 à 5)	—	(7 à 9)?

Enfin, dans les liquides isomères, le poids et le volume étant les mêmes, l'état de condensation générale est aussi le même. Par conséquent, la cause des différences qu'on observe dans les propriétés de ces corps doit tenir à autre chose, peut-être au mode de groupement des atômes ?

Comme conséquence pratique, on peut ajouter qu'on trouvera,

avec une assez grande approximation, la densité de la plupart des liquides $C^xH^yO^z$, en appliquant la formule :

$$d = \frac{P}{4,5\,(x + y + z)}$$

dans laquelle P représente l'équivalent chimique de la substance.

Vu : bon à imprimer
Le Directeur,
BUSSY.

Permis d'imprimer.
Le Vice-recteur de l'Académie de Paris,
A. MOURIER.

1562— Paris. — Imprimerie Cusset et Ce, 26, rue Racine.

PARIS. — IMPRIMERIE CUSSET ET Cᵉ,
Rue Racine, 26.

www.ingramcontent.com/pod-product-compliance
Ingram Content Group UK Ltd.
Pitfield, Milton Keynes, MK11 3LW, UK
UKHW020359250726
13967UKWH00005B/2374

9 782011 778567